DE
L'EMPLOI COMBINÉ

DES

EAUX THERMALES

DE

BRIDES ET DE SALINS-MOUTIERS
(SAVOIE)

DANS LES AFFECTIONS UTÉRINES CHRONIQUES

Par le Docteur C. LAISSUS,

MÉDECIN-INSPECTEUR

LAURÉAT DE L'ACADÉMIE DE MÉDECINE DE PARIS,
MÉDECIN DES ÉPIDÉMIES ET DE L'HÔTEL-DIEU DE MOUTIERS
MEMBRE CORRESPONDANT DE LA SOCIÉTÉ D'HYDROLOGIE,
DES SOCIÉTÉS DE MÉDECINE DE LYON, DE TURIN, DE CHAMBÉRY,
DE L'ACADÉMIE DE SAVOIE ET DE LA VAL D'ISÈRE,
MEMBRE DU CONSEIL GÉNÉRAL DE LA SAVOIE.

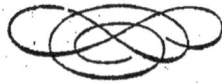

PARIS

J.-B. BAILLIÈRE ET FILS
19, Rue Hautefeuille, 19

1880

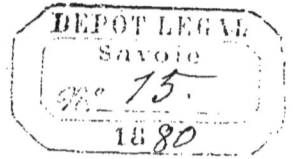

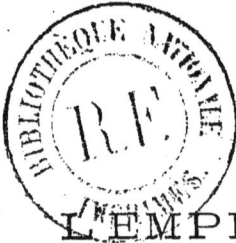

DE

L'EMPLOI COMBINÉ

DES EAUX THERMALES

DE

BRIDES ET DE SALINS-MOUTIERS

(SAVOIE)

DANS LES AFFECTIONS UTÉRINES CHRONIQUES.

Ouvrages du même Auteur:

1° *Mémoire sur les Eaux thermales de Brides* (Savoie), lu à la société d'hydrologie médicale de Paris en 1861.

2° *Les Eaux thermales de Brides-les-Bains* (Savoie) en 1860 et 1861. Moûtiers.

3° *Etudes médicales sur les Eaux thermales purgatives de Brides-les-Bains*, suivies de Considérations sur les Eaux minérales de Salins-Moûtiers 1863.

4° *Notice historique, physico-chimique et médicale sur les Eaux thermales chlorurées de Salins*, près Moûtiers (Savoie). Paris, J.-B. Baillière et fils, 1869.

5° *Les Eaux thermales purgatives de Brides-les-Bains* (Savoie). Paris, J.-B. Baillière et fils 1874.

6° *Notice sur les Eaux minérales de la Tarentaise*, (Savoie) mémoire lu à la réunion des Sociétés savantes, à la Sorbonne en 1876.

7° *Les Eaux de mer thermales de Salins-Moûtiers* (Savoie). Paris J.-B. Baillière et fils 1877.

8° *Notice sur les Eaux thermales de Bonneval*, près le Bourg-St-Maurice (Savoie) 1879.

Moûtiers,—Imp. Cane Sœurs, suc. de Marc Cane,

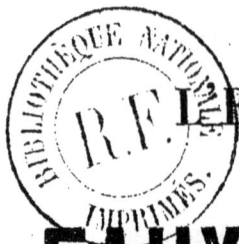

DE

L'EMPLOI COMBINÉ

DES

EAUX THERMALES

DE

BRIDES ET DE SALINS-MOUTIERS

(SAVOIE)

DANS LES AFFECTIONS UTÉRINES CHRONIQUES

Par le Docteur C. LAISSUS,

MÉDECIN-INSPECTEUR

LAURÉAT DE L'ACADÉMIE DE MÉDECINE DE PARIS,
MÉDECIN DES ÉPIDÉMIES ET DE L'HÔTEL-DIEU DE MOUTIERS
MEMBRE CORRESPONDANT DE LA SOCIÉTÉ D'HYDROLOGIE,
DES SOCIÉTÉS DE MÉDECINE DE LYON, DE TURIN, DE CHAMBÉRY,
DE L'ACADÉMIE DE SAVOIE ET DE LA VAL D'ISÈRE,
MEMBRE DU CONSEIL GÉNÉRAL DE LA SAVOIE.

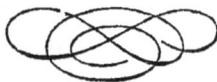

PARIS

J.-B. BAILLIÈRE ET FILS
19, Rue Hautefeuille, 19

1880

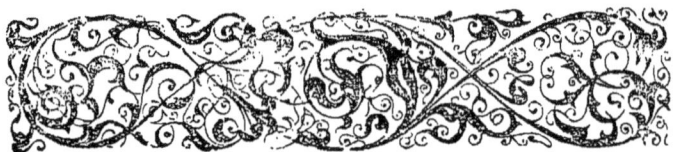

ès leur découverte, les Eaux thermales de Brides, appelées autrefois Eaux du Bain ou de La Perrière ont été conseillées avec succès dans les maladies des femmes. En 1685, le Père Bernard dans sa brochure sur nos Eaux dit que : *Ces bains sont fort recommandez pour les maladies de la matrice, qu'ils la fortifient et la disposent à concevoir;* plus loin, il ajoute : *On est surpris de voir le nombre de malades qu'elles ont guéry tant de l'hydropisie que de la goutte sciatique, maux de tête, douleurs de reins, suffocation de matrice, etc* [1]. A une époque beaucoup plus rapprochée de nous, en 1821, le Dr Hybord que l'on a nommé à juste titre le régénérateur des Eaux de Brides, les préconise dans la *leucorrhée*, les *affec-*

---

[1] *Les Eaux du Bain*, par le révérend père BERNARD, Villefranche 1685, pages 7 et 9.

tions de l'*utérus* même *portées à un très haut degré*, contre la *suppression* des *règles dont elles rapprochent les époques*, etc [1].

Dans la dernière édition de son *Manuel du Baigneur*, mon père alors médecin-directeur des Eaux, a écrit un chapitre spécial pour démontrer leur action salutaire dans les maladies utérines [2]. A mon tour, dès mes premières publications sur nos Eaux, en 1860, j'ai insisté sur l'efficacité des Eaux de Brides dans les affections de l'utérus, et dans mon dernier ouvrage paru en 1874, j'ai consacré plusieurs pages aux maladies des femmes, avec des observations à l'appui [3].

Il n'en est pas de même des Eaux thermales de Salins-Moûtiers; leurs propriétés excitantes et stimulantes les ont toujours, au contraire, fait conseiller avec une extrême prudence dans ces mêmes affections. En effet, dans son Bulletin des Eaux de 1843, le Dr Savoyen dit, « je ne conseillerai jamais qu'avec « beaucoup de réserve l'usage des Eaux de Salins « dans les maladies de la matrice. » De même, après lui, le Dr Trésal, dans une brochure datée de 1857,

---

[1] *Essai analytique, médical et topographique sur les Eaux minérales de Brides-La-Perrière*, par SOCQUET, Lyon 1824.

[2] *Manuel du Baigneur*, par le Dr LAISSUS, père. 1859, pages 25, 26 et 27.

[3] *Les Eaux thermales purgatives de Brides*, par le Dr LAISSUS fils, Paris 1874, pages 103, 104, 105, 106, etc.

fait observer qu'il faut être très prudent pour l'emploi des Eaux de Salins dans les maladies en question. De mon côté, dans ma Notice sur les Eaux thermales chlorurées de Salins, je m'exprime ainsi : « Il faut « être excessivement réservé dans l'emploi des Eaux « de Salins pour les affections utérines ; on ne les « prescrira que lorsqu'il y aura absence absolue « d'inflammation et même de congestion. [1] »

De ce qui précède, il résulte que, autant on a conseillé avec fruit l'usage des Eaux de Brides-les-Bains dans les affections utérines, autant, au contraire, on a été réservé dans l'emploi des Eaux de Salins dont il ne faut user, dans les mêmes maladies, qu'avec beaucoup de prudence et de sobriété. En présence de ces résultats différents dont il faut attribuer la cause à l'action opposée de ces deux Eaux thermales voisines, j'ai pensé, dès les débuts de ma carrière hydrologique, il y a plus de 20 ans, que la combinaison des Eaux de Brides et de Salins serait peut-être très favorable dans le traitement des maladies de l'utérus et permet-trait d'en étendre le bénéfice à un plus grand nombre d'affections de cet organe ; aussi, me suis-je attaché, dès lors, dans ma pratique thermale, à instituer cette médication mixte, c'est-à-dire à traiter les affections

---

[1] *Notice historique, physico-chimique et médicale,* par le Dr LAISSUS fils, Paris 1869, pages 116, 117.

utérines par l'usage combiné des Eaux de Brides et
de Salins. Ces Eaux minérales si différentes l'une de
l'autre par leur composition chimique et leur action
physiologique, loin de se nuire, doivent s'entraider
mutuellement et concourir à l'envi à un but commun
qui est la guérison ou le soulagement; ces Eaux
thermales se complètent réciproquement; l'action de
l'une corrige celle de l'autre, et on arrive par leur
emploi sagement combiné à des résultats thérapeutiques étonnants. « Dans certaines affections utérines
« chroniques, disais-je dans mon dernier bulletin sur
« les Eaux de Salins [1], la combinaison des deux
« traitements, soit la boisson de l'Eau de Brides et les
« bains de Salins, produisent des effets vraiment
« remarquables que nous exposerons plus tard dans
« un travail spécial, effets qui certainement ne seraient
« pas obtenus par l'usage isolé d'une seule de ces
« Eaux thermales. » C'est ce travail spécial touchant
l'action combinée de nos Eaux dans les maladies de
la matrice, que j'ai l'honneur de présenter aujourd'hui
à la haute appréciation de mes confrères qui voudront
bien, je l'espère, me continuer leur bienveillante
attention. Avant d'arriver aux observations qui sont
la base de cette étude, nous allons rappeler en peu de

---

[1] *Les Eaux de mer thermales de Salins-Moûtiers,* par le Dr LAISSUS
Médecin-Inspecteur, Paris 1877.

mots, l'action physiologique et thérapeutique de nos Eaux, passer brièvement en revue les caractères généraux des maladies utérines, et examiner parmi celles-ci, celles qui sont plus particulièrement justiciables de nos sources thermales [1].

---

[1] On arrive à nos Eaux de Brides et de Salins-Moûtiers par le chemin de fer P. L. M. Section du Mont-Cenis, jusqu'à la gare d'Albertville, d'où des diligences et des voitures particulières conduisent rapidement les baigneurs à destination. Bientôt, nous l'espérons, on viendra en chemin de fer jusqu'à Moûtiers.

Brides et Salins ne sont qu'à 4 kilomètres de distance ; des omnibus nombreux font, plusieurs fois, par jour, le service entre les deux stations thermales.

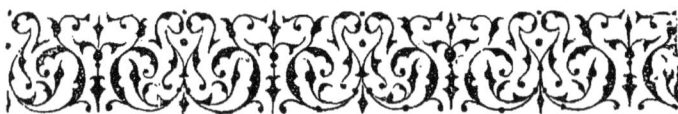

ᴇꜱ Eaux thermales de Brides-les-Bains sont des eaux salines, *sulfatées, calciques, sodiques* et *magnésiennes*; elles sont également légèrement *ferrugineuses* et *arsénicales ;* leur température est de 35° centigrades; leur débit, de 300,000 litres par jour; elles sont aménagées dans un bel établissement thermal qui a reçu d'importantes améliorations depuis ces années dernières [1]. On administre ces eaux en boisson, bains, douches et étuves.

---

[1] Analyse de l'Eaux de Brides, pour un litre :

		grammes
Sulfate de chaux	. . . .	2,350
— de soude	. . . .	1,031
— de magnésie	. . . .	0,700
Chlorure de sodium	. . . .	1,222
Carbonate de chaux	. . . .	0,325
Carbonate de protoxyde de fer.	. . . . . .	0,016
Silice	. . . .	0,042
Iode, arsenic, phosphates.	. . . .	traces
	Total . . .	5,686

(Analyse de l'Académie de Médecine de Paris en 1862, M. Gobley rapporteur.)

Prises en boisson, le matin à jeun, à la dose de
un à trois verres, elles sont toniques et apéritives,
elles fortifient l'appareil digestif; à plus forte dose, de
4 à 8 verres, elles deviennent *laxatives et purgatives*,
et produisent, dans la matinée, de nombreuses évacuations alvines, sans douleur et sans aucune fatigue;
ces évacuations sont séro-bilieuses et rappellent celles
produites par les Eaux minérales de Carlsbad avec
lesquelles les Eaux de Brides ont la plus grande
analogie comme je l'ai déjà établi ailleurs [1]. Outre
l'action *purgative* qui est la *dominante* de nos Eaux,
elles jouissent encore, à un haut degré d'une action
diurétique d'autant plus développée, toutes choses
égales d'ailleurs, que les effets purgatifs sont moindres.
Tout en produisant la purgation, les Eaux de Brides
n'affaiblissent pas comme les purgatifs ordinaires;
elles produisent au contraire un effet tonique. *Bevute*,
dit Bertolotti, *queste acque purgano e non affie-
voliscono* [2]. Cette action *tonifiante* de nos Eaux
sur tout le canal gastro-intestinal est remarquable.
En effet, l'appétit, loin d'être diminué, est au contraire
augmenté; on digère mieux, l'assimilation est plus
parfaite, le globule sanguin se restaure, et, au bout
de quelques jours, on se sent plus fort et plus dispos,

---

[1] *Les Eaux thermales purgatives de Brides*, Paris 1874, pages 72.
[2] *Viaggio in Savoia*, Torino 1828, tome 1er page 59.

de façon que l'on a tous les bénéfices d'une purgation prolongée, sans en ressentir les inconvénients ordinaires, tels que la fatigue, l'irritation ou la faiblesse. On comprendra aisément ainsi le succès de nos Eaux dans les affections chroniques si fréquentes où les dérivatifs et les reconstituants sont tout à la fois indiqués, comme dans les maladies chroniques de la matrice, par exemple, dans lesquelles il faut souvent décongestionner et fortifier en même temps.

Les *bains* de Brides sont *sédatifs* et *calmants*; ils lubréfient la peau comme une huile bienfaisante, et en activent les sécrétions, tout en diminuant ou atténuant l'irritabilité verveuse; leur action *sédative* est diamétralement opposée à celle des bains de Salins qui est *stimulante*. Nous avons journellement constaté l'antagonisme de ces deux bains dont l'un est pour ainsi dire l'antidote physiologique de l'autre; en effet, il nous est arrivé souvent de calmer la surexcitation produite par un bain de Salins en administrant comme correctif un bain de Brides lequel amenait le calme et la détente nécessaires, de même que, en cas d'inertie, d'atonie ou de paresse des fonctions utérines, nous avons souvent conseillé avec avantage l'usage des bains de Salins, comme complément de la cure de Brides.

Les *douches* et surtout la douche *ascendante* font partie intégrante du traitement des maladies de la matrice par les Eaux de Brides; nous ne dirons rien de spécial sur les douches ordinaires dont l'action varie avec la température et la projection du liquide, en un mot, avec la manière de les donner, mais nous insisterons un peu plus sur la *douche ascendante* qui, après la boisson, est un des modes d'administration de nos Eaux les plus fréquents et les plus utiles. La douche ascendante est *rectale* ou *vaginale;* la première est un auxiliaire puissant de la boisson et rend des services signalés dans les maladies du foie et dans toutes les congestions passives ou veineuses qui ont leur siége dans la cavité abdominale ; cette irrigation minérale rafraîchit les entrailles, en produisant d'abondantes exonérations, en détachant les concrétions intestinales les plus rebelles, en détruisant, en un mot, la *constipation* qui est un des symptômes les plus fréquents et les plus pénibles des affections utérines et qui entretient souvent la congestion de l'organe malade. La douche ascendante rectale opère une véritable détente abdominale dont les avantages n'existent pas seulement pour les intestins, mais s'étendent à tous les viscères voisins tels que le foie, la rate, l'utérus, l'important système de la veine-porte et même au système nerveux général. La douche ascendante *vaginale* ou *injection* tonifie les muqueuses des voies génitales, en corrige ou modifie les sécrétions anormales, et en atténue

ou dissipe les engorgements; c'est en quelque
sorte, un bain intérieur qui est d'une grande utilité
dans les affections des voies génitales. Une heureuse
disposition des appareils de l'Etablissement de Brides,
permet de prendre des douches vaginales. *sous-
marines*, c'est-à-dire, qu'elles se prennent dans le
bain et en même temps que le bain ; on peut se servir
aussi des tubes de Wickam. Nous disposons également de bains de siége et de douches variées, en un
mot d'une salle d'hydrothérapie complète. Je ne
rappellerai ici que pour mémoire nos bains de vapeurs
ou *étuves* que nous employons surtout dans les
affections rhumatismales et le traitement de l'obésité.

Résumant en peu de mots les propriétés thérapeutiques des Eaux de Brides, nous dirons que ces eaux
ont une action *spéciale* sur les organes contenus dans
la cavité abdominale; elles régularisent la circulation
de la veine-porte en rétablissant l'équilibre entre le
système artériel et la vénosité prédominante, ce qui
explique leur influence favorable dans toutes les
hypérémies et stases veineuses des viscères sous-
diaphragmatiques. Jouissant d'une efficacité réelle
dans la plupart des maladies chroniques des voies
digestives et *biliaires*, les Eaux de Brides sont
surtout souveraines dans les *engorgements* du *foie*,
l'*ictère*, la *plethore abdominale* (vénosité de Braünn),
les *obstructions viscérales*, l'*obésité*, l'*état hémor-*

rhoïdaire, avec toutes leurs conséquences telles que *dyspepsie, migraine, constipation, hypochondrie*, etc. Il en est de même des *congestions veineuses* et des *engorgements passifs* de l'*utérus* et de *ses annexes* où nos Eaux réussissent très bien soit par leur action purgative révulsive, soit par leur action tonique bien appropriée à l'*anémie* qui accompagne généralement ces affections.

Les Eaux thermales de Salins-Moûtiers sont des Eaux *salées* connues depuis l'antiquité la plus reculée ; elles ont servi à la fabrication du sel, pendant plusieurs siècles, jusqu'à ces dernières années. Fortement *chlorurées*, ces Eaux, outre leur puissante minéralisation jouissent d'une température de 35° à 37° centigrades ; aussi a-t-on pu les désigner justement sous le nom d'*Eaux de mer thermales*; elles marquent 2° environ à l'aréomètre ; leur volume est considérable, car il est de plus de 5 millions de litres par 24 heures, ce qui permet de donner les bains à eau courante. La minéralisation de ces eaux thermales est aussi puissante que variée ; contenant plus de 11 grammes de *chlorure* de *sodium* par litre, elles sont en outre fortement *arsénicales* et *ferrugineuses* ; elles renferment également une grande quantité de gaz acide carbonique et une proportion notable de *lithine* [1]. Le Dr Mélier ancien inspecteur général des Eaux minérales, s'exprimait ainsi, dans un rapport au Comité supérieur d'hygiène et de salubrité publiques : « Analogues aux « Eaux de Bourbonne, de Bourbon l'Archambault, « de Balaruc, les Eaux de Salins près Moûtiers « contiennent deux fois et quatre fois les principes « salins des premières. C'est une mer chaude « dans les Alpes. Nulle part la thérapeutique ne « rencontre de ressources pareilles. » Mais ce qui constitue surtout la supériorité incontestable de nos Eaux thermales de Salins-Moûtiers sur les Eaux

[1] Analyse de l'Eau de Salins, pour un litre :

	grammes
Résidu insoluble	0,036
Chaux	1,136
Magnésie	0,252
Soude.	6,276
Chlore	6,868
Acide carbonique	0,442
Acide sulfurique . . . , ...	1,680
Iode, oxyde de fer, arsenic, matières organiques.	traces
Total .	16,690

Ces nombres peuvent être représentés ainsi :

Résidu insoluble	0,036
Carbonate de chaux	1,005
Sulfate de Chaux	1,392
— de magnésie	0,752
— de soude	0,641
Chlorure de sodium	11.317
Iode, fer, arsenic, matières organiques	traces
Total .	15,143

(Analyse de l'Académie de Médecine, du 29 décembre 1863).

congénères de France et de l'étranger, et entre autres
sur celles de Salins-Jura et de Kreusnack, c'est leur
puissante thermalité, leur grande richesse en gaz
acide carbonique, et leur extrême abondance qui
permet la balnéation à eau courante, qualités thérapeutiques précieuses qu'on ne trouve réunies nulle
part ailleurs.

Ces Eaux s'administrent en boisson, bains, douches
et boues minérales. Ingérée à très petite dose, depuis
un petit verre à bordeaux, jusqu'à un grand verre,
l'Eau thermale de Salins est *tonique* et *altérante*;
elle ne provoque pas de vomissements comme l'eau
de mer, et est bien tolérée par les voies digestives
qu'elle fortifie ; à dose plus forte, elle produit des
évacuations alvines et une diurèse abondantes ; ce
dernier mode d'administration est exceptionnel, et ne
doit être employé que d'après l'avis formel du médecin
traitant. C'est surtout de bains et de douches que se
compose la cure de Salins. Prises en bains, les Eaux
stimulent la peau et la rendent tout d'abord un peu
rugueuse ; au bout de quelques minutes d'immersion,
les parties pulpeuses des doigts et des orteils deviennent blanches et offrent des espèces de plis longitudi-
naux pareils à ceux qu'on observe aux mains qui ont
été en contact avec de l'eau de lessive. Cet effet qui
ne dure pas longtemps, dépend d'une saponification
passagère qui s'opère sous l'influence des sels de

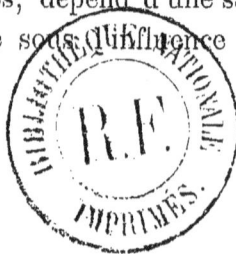

soude et de potasse de l'eau minérale, sur l'enduit
graisseux de la peau. A peine plongé dans le bain, le
corps se couvre d'une quantité de petites bulles de gaz
acide carbonique qui se reforment indéfiniment, car
si l'on passe le doigt sur une partie quelconque du
corps pour en faire dégager les globules de gaz, cette
partie est immédiatement recouverte de nouvelles
bulles gazeuses qui remplacent les premières, ce qui
prouve la saturation de notre eau minérale. Bientôt la
peau rougit, la circulation devient plus rapide, et il se
produit une stimulation générale de l'organisme. Si
le bain est prolongé, on sent souvent des bouffées de
chaleur monter à la tête, avec un peu de céphalalgie
surtout chez les personnes douées d'un tempérament
sanguin. En sortant du bain, on se sent plus fort et
plus alerte ; il semble qu'on a perdu une notable
quantité de son poids, et le corps comme imprégné
d'une nouvelle vie est plus dispos au mouvement, et
devient capable de supporter de plus grands efforts.
Quelquefois, après quelques bains, il se déclare de
l'insomnie, de l'agitation nerveuse, du prurit, des
éruptions passagères à la peau. En un mot, l'action
physiologique des bains de Salins-Moûtiers se traduit
par l'*excitation* des systèmes circulatoires et nerveux.

Il est inutile d'ajouter que les *douches* à *frictions*
ont, toutes choses égales d'ailleurs, une action
identique, souvent beaucoup plus prononcée. Ce sont

d'ailleurs les seules douches que nous ayons à Salins; elles sont éminemment *toniques* et sont un puissant instrument de révulsion.

Les *boues* minérales qui sont encore peu utilisées, jouissent d'une action *excitante* et *résolutive*.

Les Eaux de mer thermales de Salins-Moûtiers, sont des eaux éminemment *reconstituantes* et *résolutives* ; elles sont indiquées dans toutes les maladies caractérisées par l'*atonie*, l'*asthénie* et l'*anémie*, toutes les fois, en un mot, qu'il s'agit de tonifier et de remonter l'organisme. Les affections du système lymphatique sont le triomphe de nos eaux salées ; en effet, depuis la simple exagération du tempérament lymphatique qui n'est pas encore une maladie, mais qui constitue une grave prédisposition, jusqu'aux désordres les plus profonds produits par la *scrofule*, toutes ces altérations qui affectent généralement les appareils ganglionnaires, trouvent un remède puissant et efficace dans les Eaux chlorurées de Salins-Moûtiers. Elles conviennent admirablement dans la *débilitation générale*, l'*anémie*, la *chloro-anémie* affections si fréquentes de nos jours, et qu'elles combattent victorieusement en restituant au sang les principes qui lui manquent, et en restaurant de toutes pièces l'organisme affaibli ou détérioré; on les emploie également avec succès dans les paralysies *sine materia* telles que les paralysies *rhumatismales*, *puerpérales*, *réflexes*, les *parésies* *métastatiques*, *saturnines*, *diphtériques*, dans l'*épuisement nerveux*. Ce sont, par excellence, les Eaux minérales des *enfants* et des *jeunes femmes ;* elles sont indiquées dans les manifestations même les plus graves du lymphatisme et de la scrofule, dans les engorgements glandulaires, les arrêts de développement, le rachitisme, les affections osseuses et articulaires, les ulcères de mauvaise nature, les suites d'anciennes fractures, de luxations, les plaies d'armes à feu invétérées etc ; on les utilise aussi avec avantage dans les convalescences longues et difficiles, et contre l'épuisement général si fréquent dans les grandes villes. Les maladies *atoniques* et *asthéniques* du système génito-urinaire sont très heureusement influencées par l'usage de nos eaux; ainsi nous possédons de nombreuses observations de guérisons d'incontinence d'urine chez les enfants, d'impuissance, de spermatorrhée chez les jeunes gens et les adultes, de leucorrhée, de chloro-anémie, d'affections utérines diverses, de stérilité chez les femmes, comme on le verra dans les pages qui vont suivre.

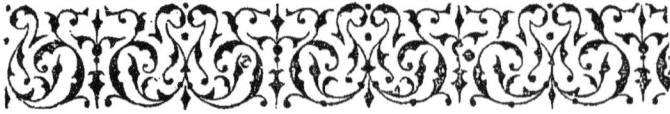

II

Uels sont les caractères généraux des maladies utérines ?

Ce qui caractérise le plus ces affections, ce sont d'abord leur fréquence, leur chronicité et la lenteur ou difficulté de leur guérison ; nous en trouvons la cause dans les conditions anatomiques et surtout physiologiques de l'organe malade.

En effet par sa position et sa déclivité, dit le professeur Courty [1], l'utérus est incessamment comprimé par le poids des viscères abdominaux ; sa structure est très vasculaire ; ses fonctions incessantes nécessitent, pour s'accomplir, non-seulement une hypérémie, mais des fluctions sanguines considérables et réitérées, des ébranlements nerveux profonds, des mutations de tissu complètes, des traumatismes plus ou moins graves, en un mot les phénomènes naturels

---

[1] *Traité pratique des maladies de l'utérus,* par le Dr Courty, Paris 1866, page 274.

de la menstruation, de la gestation, de l'accouchement; enfin l'utérus retentit constamment sur tout
l'organisme, et tout l'organisme retentit sur lui :
Propter solum uterum, mulier est id quod est.

Parmi les phénomènes locaux les plus marquants
de la pathologie utérine, nous mentionnerons en
première ligne, la *congestion.*

En effet, sans vouloir considérer, avec Lisfranc,
l'engorgement comme l'élément principal des affections de la matrice, on ne peut pas méconnaître que
la congestion ne joue un grand rôle dans ces maladies,
soit à cause de la vascularité considérable de l'organe,
soit à cause de ses diverses fonctions. Est-ce que,
chaque mois, l'utérus n'est pas sujet à une fluxion
sanguine naturelle qui donne un aliment nouveau à
la lésion, au lieu de l'améliorer ? D'ailleurs la situation
de la matrice au-dessous des viscères abdominaux qui
pressent sur elle, l'absence de valvules dans les veines
de l'organe comme l'a fait remarquer avec raison
West, le voisinage du système veineux le plus
important de l'économie, ainsi que des excitations
physiologiques souvent renouvelées, exposent l'appareil utérin à une série de mouvements congestifs
qui produisent ou au moins entretiennent la maladie.

Il est un autre symptôme de voisinage que l'on
remarque fréquemment dans les affections utérines
et dont il faut tenir un grand compte dans le traite-

ment, c'est la *constipation;* celle-ci est quelquefois si opiniâtre et si tenace que, au lieu de la prendre pour une complication ou une conséquence de la maladie, on serait tenté de lui en attribuer la cause première. Il est de fait que, dans bien des cas, la constipation habituelle peut amener et entretenir la congestion dans les organes voisins tels que l'utérus ; ne voit-on pas souvent une constipation rebelle être la cause d'accidents graves du coté de la matrice, comme des fausses couches, par exemple ?

D'ailleurs la régularité des selles est indispensable pour combattre la dyspepsie, soutenir l'appétit, activer la digestion ainsi que l'assimilation. Nous venons de prononcer le mot de *dyspepsie;* n'est-ce point là encore un des symptômes initiaux des affections utérines ?

En effet les troubles digestifs et après ceux-ci les troubles de *nutrition* forment l'accompagnement presque obligé de ces maladies et amènent à leur suite, l'appauvrissement du sang, le dépérissement et un affaiblissement général.

Il en est de même des troubles *nerveux,* des névroses diverses et protéiformes qui tantôt sont produits par l'irritation sympathique réveillée dans le système nerveux par l'état morbide de la matrice, tantôt sont la suite de la déglobulisation du sang, de son altération, et de l'épuisement de la constitution.

Les *diathèses* et les maladies générales ont une part importante dans l'existence des maladies utérines. Il n'est pas, dit le professeur Courty, de maladie utérine, surtout chronique, qui ne subisse plus ou moins l'influence d'une diathèse, si même elle n'en relève directement [1]. Outre les diathèses fondamentales, l'*herpétisme*, l'*arthritisme*, la *scrofule*, la *syphilis*, le *tubercule*, le *cancer*, qui compliquent souvent les affections utérines et leur impriment un cachet particulier, il y a des affections générales telles que la *chlorose* et l'*anémie* qui jouent aussi un grand rôle dans leur production ou plutôt dans la résistance qu'elles opposent à la guérison. Généralement ces diathèses, ces maladies générales ne sont pas la cause déterminante de la lésion utérine, mais elles l'entretiennent, la nourrissent pour ainsi dire dans un milieu particulier qu'il faut essentiellement modifier, si l'on veut obtenir la guérison de l'état local.

Examinons maintenant quelles sont les indications qui répondent à cette symptomatologie générale que nous venons d'esquisser à grands traits. A la *fluxion*, à la *congestion* utérines, nous opposerons la méthode *dérivative* et *révulsive* qui est ici admirablement remplie par l'usage de l'eau *purgative* de Brides-les-Bains.

---

[1] Ouvrage cité, page 284.

En effet, par l'abondance des évacuations intestinales et par la diurèse que nos Eaux provoquent, et
par la continuation de ce traitement qui peut durer
fort longtemps sans le moindre inconvénient (on ne
devra l'interrompre que pendant l'époque de la
menstruation), il se produit une dérivation puissante
et une révulsion éminemment favorable au dégorgement du système utérin et à la résolution de l'organe
malade ; c'est en quelque sorte la saignée *blanche* des
anciens, saignée blanche d'autant plus indiquée et
opportune, que les femmes affectées de maladies
utérines sont plus faibles et ont généralement besoin
de reconstituants.

D'ailleurs nos Eaux, quoique purgatives, sont
toniques, et n'amènent pas, comme les purgatifs
ordinaires, cette dépression de forces, cette hyposthé-
nisation qu'il faut éviter généralement dans ces
affections dans lesquelles domine, en général, une
double indication, celle de décongestionner et de
tonifier en même temps les organes malades. D'autre
part, les Eaux de Brides fortifient les voies digestives,
activent la sécrétion des glandes qui en dépendent, et
combattent victorieusement la dyspepsie, en augmen-
tant l'appétit et en rétablissant la nutrition générale.

La *constipation* qui accompagne si souvent les
maladies en question, est aussi combattue heureusement par l'action purgative de nos Eaux administrées

soit en boisson soit en douches ascendantes rectales.

Les bains de Brides, plûtot *calmants*, conviennent généralement bien dans les affections utérines, alors surtout qu'il y a encore un peu d'acuité dans quelques symptômes tels que douleur à l'hypogastre, tension du ventre, fatigue dans les reins et l'anus, difficulté de marcher, etc.

Les injections vaginales faites avec l'Eau de Brides et dans le bain, ont une action douce, détersive et légèrement tonique; nous nous servons souvent avec avantage du tube-spéculum de Wickam qui permet à l'eau minérale de pénétrer sans projection dans les parties génitales profondes ; c'est surtout dans le bain de Salins que ce petit appareil trouve son utilité et remplace avec fruit les injections ordinaires qui sont ici trop irritantes et dont il faut s'abstenir en général, à moins d'indication spéciale et de prescription du médecin.

En même temps que les Eaux de Brides, alors qu'il y aura absence de tout phénomène inflammatoire, on emploiera avec succès les bains de Salins toutes les fois qu'on aura à combattre comme éléments dominants de la maladie utérine, l'*anémie*, la *chlorose*, l'*épuisement général;* ces eaux sont spécialement indiquées dans les cas d'*atonie*, d'*asthénie*, de *relâchement* et de *flaccidité* des tissus, mais c'est surtout dans les affections *lymphatiques* et *stru-*

meuses qu'elles déploient leurs merveilleuses propriétés. Or les femmes faibles, lymphatiques sont plus exposées que les autres, aux affections utérines, et surtout à leur durée indéfinie, à cause du défaut de réaction qui les caractérise et de leur débilitation générale; c'est dans ces conditions que nos Eaux de mer thermales ont une action souverainement efficace, en restaurant les forces, en reconstituant toute l'économie, et en restituant la tonicité normale aux organes fatigués et relâchés par des congestions habituelles.

L'usage simultané des Eaux de Brides permettra d'employer les Eaux de Salins sans crainte, parce que l'excitation qui pourrait être produite par celles-ci, sera heureusement contrebalancée par l'action sédative des premières. Ainsi, selon les indications, on commencera par les bains de Brides auxquels on fera succéder ceux de Salins, ou bien on pourra les alterner, et on reviendra à l'usage des Eaux de Brides si, celles de Salins ont réveillé de l'acuité dans quelques symptômes de l'affection utérine. On comprendra facilement que nous ne pouvons poser ici que des indications générales, la conduite du traitement thermal devant être subordonnée à chaque cas particulier et à chaque forme de la maladie.

En résumé, cette double médication, ou plutôt cette médication mixte par les Eaux de Brides et de

Salins a surtout pour effet de décongestionner
l'organe malade, de rendre aux vaisseaux la tonicité
qui leur manque, et de réagir à la fois, comme le dit
avec raison le Dr Béni-Barde, de l'hydrothérapie,
dans un sens de déplétion et de reconstitution sur la
circulation utérine et sur la circulation générale qui
ne sont que trop souvent solidaires l'une de l'autre [1].

---

[1] *Traité d'hydrothérapie.* par le Dr Béni-Barde, Paris 1874. p. 971.

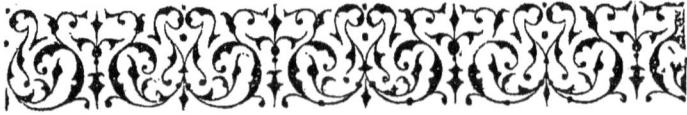

III

Nous allons maintenant passer à l'examen des principales affections utérines qui sont justiciables de nos Eaux. Disons tout d'abord qu'il ne s'agit ici que du traitement des maladies *utérines chroniques*, car l'acuité de l'inflammation de l'utérus est, comme on le sait, une contre-indication absolue de toute cure minéro-thermale ; il est donc bien convenu que nous n'entendons traiter par nos Eaux que les maladies utérines qui sont passées à l'état chronique, qui ont déjà subi un traitement antérieur, qui n'offrent plus de réactions locales ou générales considérables, ni d'état fébrile bien déterminé, ni d'imminence de suppuration ou de retour à l'état aigu.

Nous débuterons dans cet examen par quelques lignes sur l'influence de nos Eaux sur les troubles de la menstruation ; nous étudierons ensuite leur action sur certaines affections utérines, et surtout sur la *métrite chronique* qui les englobe presque toutes et

à l'étude de laquelle nous donnerons de plus grands
développements, ceux-ci d'ailleurs pouvant être
appliqués aux autres maladies utérines que nous
examinerons plus sommairement.

Nous terminerons par quelques considérations sur
la *stérilité.*

☙☞

I

*Troubles de la menstruation. — Chlorose. —
Aménorrhée. — Dysménorrhée. — Leucorrhée.
— Méno-pause.*

Il est dans la vie de la femme, deux époques criti-
ques, quelquefois très pénibles à traverser ; celle
qui précède le développement de la *puberté,* et celle
qui suit la cessation de l'activité du système génital
(ménopause).

L'établissement de la puberté se fait parfois diffici-
lement et est souvent accompagné de troubles sérieux
dont la principale manifestation est la *chlorose,*
affection désignée dans le public sous le nom de *pâles*

couleurs. La déglobulisation du sang, un état névro-
pathique et l'aménorrhée ou la dysménorrhée constituent d'après le Dr Fonssagrives, les trois traits
essentiels de la chlorose, cette cachexie des jeunes
filles, *cachexia virginum*, comme l'appelaient les
anciens. D'après cet auteur [1] la chlorose tient à
l'évolution imparfaite de la fonction ovarique, et
l'indication capitale est de stimuler la sécrétion de
l'ovaire, ou du moins de faciliter le développement
des fonctions de cet organe qui endormi jusque là,
prend dans la hiérarchie des rouages fonctionnels un
rôle comme dominateur. Nos Eaux salines et ferrugineuses de Brides, ainsi que les Eaux thermales
chlorurées de Salins, sagement combinées, sont très
efficaces pour fournir au sang les éléments d'une
réparation globulaire suffisante ; sous leur influence,
on voit s'accroitre la proportion des globules rouges,
ainsi que la densité du sérum, l'hématose devenir plus
active, la nutrition s'augmenter avec l'appétit, les
couleurs revenir, la menstruation s'établir régulière-
ment, et la chlorose diminuer progressivement.

Cette opinion est d'ailleurs partagée par deux
médecins hydrologues compétents, MM. Pétrequin et
Socquet qui affirment que la chlorose peut être guérie

---

[1] *Traité de thérapeutique appliquée*, par le Dr Fonssagrives, Paris 1878,
ome 1re, page 753.

par les Eaux de Brides qui renferment une notable
quantité de fer [1]. D'un autre coté, d'après l'éminent
inspecteur d'Hauterive, M. Durand-Fardel, les Eaux
minérales *sulfureuses* et *chlorurées sodiques mixtes*, ont certainement une plus grande part au
traitement de la chlorose que les eaux ferrugineuses;
c'est le cas des Eaux thermales chlorurées sodiques
de Salins qui sont en même temps ferrugineuses.

L'*aménorrhée* et la *dysménorrhée* qui tiennent à
une faiblesse générale, à l'appauvrissement du sang,
à l'atonie et à l'inertie de l'appareil utérin, réclament
également l'usage de nos Eaux qui amènent la
guérison en stimulant les organes inertes et en
fortifiant toute l'économie. L'*aménorrhée torpide*
qui est souvent le fruit de la chloro-anémie, de la
scrofule, sera avantageusement combattue par nos
Eaux pélasgiennes de Salins, tandisque l'*aménorrhée plethorique ou congestive* indiquera, de
préférence, les Eaux purgatives et révulsives de
Brides; il en est de même pour la *dysménorrhée* que
l'on soignera par l'eau de Brides ou de Salins selon
sa nature et la cause générale qui l'aura produite; la
dysménorrhée *douloureuse* et *nerveuse* relève plutôt
des Eaux de Brides.

Les mêmes considérations devront guider le pra-

---

[1] *Traité général des Eaux minérales*, Lyon 1859, page 365.

ticien, quand il s'agira d'appliquer nos Eaux au traitement de la *leucorrhée* ou *flueurs blanches*. Que la *leucorrhée* soit un symptôme de la métrite, un catarrhe de l'utérus ou du vagin, ou une simple hypercrinie utéro-vaginale, on se trouvera bien de l'usage de nos Eaux dans sa forme *passive, atonique, asthénique*, comme dans la lencorrhée qui est le produit de la *chloro-anémie*, de la *dyspepsie*, du *lymphatisme* et de *l'herpétisme*. Le traitement variera selon l'étiologie; il se composera surtont de la balnéation, et des douches ascendantes vaginales; on ne prendra de ces douches à Salins que sur la prescription du médecin et avec les précautions indiquées plus haut. La *leucorrhée* des petites filles ressortira principalement des Eaux de Salins, à cause du lymphatisme qui domine généralement cette affection chez les enfants.

L'*âge* de *retour* appelé aussi *âge critique, ménopause*, parce qu'il indique la cessation de l'ovulation, est souvent signalé par une foule de malaises tels que: maux de reins, bouffées de chaleur, feux au visage, sueurs profuses, éruptions cutanées, insomnie, engourdissement et fourmillement dans les membres, oppression, lassitudes spontanées, gonflement du ventre, hypochondrie, impulsions maladives, etc, tout autant de symptômes dus généralement à un état plethorique qui existe souvent chez la femme

arrivée à l'âge critique ; car le sang, n'ayant plus
son émonctoire ordinaire, se porte alternativement
sur les autres viscères et provoque les phénomènes
morbides ci-dessus énoncés. C'est dans ces conditions
que les Eaux de Brides s'administrent avec succès ;
en effet par leur action purgative et tonique, elles
opèrent un mouvement salutaire de révulsion qui
dégage les organes congestionnés, fortifient les fonctions digestives souvent enrayées, et rétablissent au
bout de quelque temps, l'équilibre circulatoire. Il se
produit parfois, à cette époque, une série de phénomènes qui rappellent ceux de la chlorose de la
puberté et auxquels on a donné le nom de chlorose
de *retour* ou d'*involution;* c'est de l'anémie avec
des troubles nerveux, de la dysménorrhée ménorrha-
gique, une grande faiblesse, des névralgies protéiformes, etc. On pourra alors combiner utilement
les Eaux de Salins avec celles de Brides, à fin de
réparer les déperditions organiques, en reconstituant
les globules sanguins et en relevant et restaurant la
nutrition générale.

II

Métrite chronique. — Engorgement de l'utérus.

Ces affections que l'on confond parfois sous la même dénomination, parce que, en réalité, elles ne constituent que des phases successives du même processus pathologique, sont très fréquentes et très longues à guérir; elles récidivent souvent; on pourrait les appeler avec raison des maladies à *répétition.*

A ces maladies chroniques qui font le désespoir des malades et des médecins, il faut opposer un traitement chronique, c'est-à-dire, suffisamment prolongé pour modifier avantageusement les habitudes morbides. Les Eaux minérales paraissent surtout remplir ce but, et parmi celles-ci, les Eaux thermales de Brides et de Salins.

Nous avons vu plus haut que les Eaux de Brides sont purgatives à la dose de 5 à 6 verres, et qu'elles produisent d'abondantes évacuations, sans amener la moindre colique ni la moindre fatigue, de manière que l'on peut continuer l'usage de ces Eaux pendant un temps très long, ce qui constitue dans l'espèce une méthode thérapeutique d'autant plus puissante qu'elle est répétée plus souvent et plus longtemps.

Elles agissent surtout ici comme *déplétives* et *révulsives;* comme *déplétives,* elles combattent la constipation, les maux de reins et du bas-ventre, et régularisent, au profit de la circulation utérine, la circulation générale, en enlevant d'abord les obstacles mécaniques qui pèsent sur les organes contenus dans l'abdomen, et en imprimant ensuite une activité fonctionnelle plus grande au système veineux impor-tant de la *veine-porte* qui joue un grand rôle dans toutes les maladies sous-diaphragmatiques. Nos Eaux sont *révulsives* par l'abondance des sécrétions séreuses qu'elles provoquent dans les voies intestinales, ainsi que par leur action diurétique ; elles déterminent ainsi du côté de l'intestin et de la vessie une révulsion éminem-ment favorable au dégorgement du système utérin et à la résolution de l'organe malade. C'est une sorte de *saignée blanche*, comme nous l'avons déjà dit, d'autant plus salutaire et efficace que c'est un moyen que l'on peut employer tous les jours pendant longtemps et qui convient généralement aux consti-tutions affaiblies de notre temps.

Nos Eaux de Brides toni-purgatives répondent donc merveilleusement à la grande indication thérapeu-tique qui domine dans la métrite chronique et l'en-gorgement utérin, indication qui est celle-ci : dégorger l'organe malade et le tonifier.

Mais il y a dans les affections utérines d'autres indications importantes qu'il ne faut pas perdre de vue dans le traitement. Ainsi, après avoir combattu

l'inflammation, si c'est nécessaire, ou opéré la
déplétion de l'organe congestionné, faut-il se hâter
de combattre la diathèse qui participe à la maladie,
et surtout de relever les forces, en enrichissant le
sang appauvri, calmant le système nerveux, facilitant
la digestion, activant la nutrition et *pressant* la
réparation de tous les organes. Nous avons dit un
peu plus haut que les Eaux de Brides, quoique
purgatives, sont *toniques ;* elles sont d'ailleurs
ferrugineuses, et, par la composition chimique
des sels neutres qu'elles renferment, elles constituent une sorte de lymphe minérale bien propre à
restaurer le sérum du sang, indépendamment de
leur action favorable sur la nutrition et l'assimilation;
elles sont donc encore indiquées à ce point de vue.

Ce sont surtout les Eaux chlorurées thermales de
Salins-Moûtiers qui prêtent alors leur puissant concours aux Eaux de Brides, surtout s'il s'agit d'une
affection *torpide*, et principalement si la maladie est
entée sur un terrain *anémique, lymphatique,* ou
scrofuleux.

En effet, les Eaux thermales de Salins-Moûtiers
sont des Eaux minérales *toniques* et *reconstituantes*
au plus haut degré; elles ont aussi une puissante
action *résolutive* qui s'explique bien par la richesse
de leur composition minérale, leur abondance prodi-
gieuse, leur température élevée et par la quantité

considérable de gaz acide carbonique qu'elles contiennent. Le Professeur Gubler, de regrettable mémoire,
qui avait en très haute estime nos eaux minérales
qu'il connaissait à fond, dit avec raison dans ses
belles leçons sur le traitement hydriatique des maladies chroniques [1], que dans le traitement de la
métrite chronique, l'état général du sujet prime
quelquefois la lésion locale, et que l'on doit se préoc-
cuper de modifier ou de reconstituer l'économie plus
encore que de réduire directement la congestion
utérine, et il préconise à ce propos les Eaux de
Salins-Moûtiers dans les affections scrofuleuses de
l'utérus ; il les préfère, à cause de leur thermalité et
de leur minéralisation supérieure à celles de Kreusnack
dont « l'eau froide, à peine dégourdie, et médiocre-
« ment chargée, ne mérite à aucun point de vue la
« vogue dont elle jouit encore parmi nous. Les
« piscines de Salins-Moûtiers, ajoute-t-il plus loin,
« alimentées par une eau thermale toujours courante
« et fortement minéralisée, offrent un mode de
« balnéation spécialement appropriée au traitement
« des maladies des femmes [2].

Notre méthode curative consiste à traiter la lésion
locale, la congestion de la matrice par l'Eau de

---

[1] Du traitement hydriatique des maladies chroniques, page 25.
[2] Ouvrage cité, pages 37 et 38.

Brides, en même temps que nous traitons l'état
général par l'Eau de mer thermale de Salins ; on
comprendra facilement qu'en menant de front cette
double médication que l'on variera selon les cas
particuliers, on arrive à des résultats thérapeutiques
remarquables que l'on n'obtiendrait que très difficile-
ment avec l'usage d'une seule de ces eaux minérales.

Cependant ce traitement qui parait simple de prime
abord n'est pas aussi banal qu'on pourrait le croire,
et ne saurait convenir à toutes les formes de métrite ;
ainsi il ne conviendra, comme nous l'avons dit plus
haut, que dans les affections chroniques de l'utérus,
à forme torpide, et à fonds d'anémie et de lymphatisme. S'il s'agit, au contraire, de métrite *irritable*,
compliquée d'accidents nerveux, on se bornera à la
boisson et aux bains calmants de Brides, et on se
gardera bien d'employer les Eaux de Salins qui
seraient alors très nuisibles par l'excitation qu'elles
produiraient. Dans les cas de *métrite* compliquée de
dyspepsie et surtout de *constipation*, le Dr Desnos
qui est l'auteur d'un excellent travail sur le traitement des maladies des femmes, travail auquel j'ai fai[t]
de nombreux emprunts [1], préconise les Eaux *bicar-
bonatées*, les *sulfatées sodiques* de *Carlsbad*, et les
eaux sulfatées mixtes de Brides (Savoie); je suis

---

[1] Voyez les annales de gynécologie. 1874.

heureux de rencontrer chez cet éminent confrère une appréciation qui concorde parfaitement avec la mienne, comme on a pu le voir dans les pages qui précèdent. Il en est de même des *métrites chroniques* compliquées de *lithiase biliaire*, d'*affections hépatiques*, d'*hémorrhoïdes*, de *plethore abdominale*, de *polysarcie*, cas dans lesquels nos eaux purgatives de Brides ont une action éminemment favorable, non seulement contre la maladie principale, mais aussi contre les complications qui l'accompagnent ; les Eaux de Salins pourront être parfois utiles dans ces conditions, mais à titre de traitement complémentaire, accessoire de celui de Brides qui sera le principal.

D'autre part, les phlegmasies utérines chroniques sont souvent dominées par des diathèses ou des maladies générales qui rendent le mal local d'autant plus tenace et persistant qu'on s'adresse moins à la cause générale qui l'a produit ou qui l'entretient; c'est alors qu'une médication générale jointe au traitement local est parfaitement indiquée. Parmi les diathèses qui compliquent souvent les maladies utérines, il en est deux principales qui sont justiciables de nos Eaux de mer thermales de Salins, c'est le *lymphatisme* et l'*anémie*, maladies générales sur lesquelles nous avons déjà insisté; c'est alors que nos eaux chlorurées fortes, opèrent des prodiges, en modifiant profondément l'état diathésique, en activant la

circulation blanche, en favorisant les échanges organiques, en résolvant les dépôts lymphatiques, et en
reconstituant de toutes pièces l'organisme affaibli ou
épuisé. L'indication de ces eaux ne sera que plus
formelle, si les affections générales coéxistent, c'est-
à-dire, si l'appauvrissement du sang est lié au lymphatisme et à la scrofule, comme cela arrive presque
toujours ; elles trouveront dans nos eaux chaudes,
chlorurées, ferrugineuses et arsénicales une médication des plus efficaces.

Si la maladie utérine est sans l'influence de la
diathèse *dartreuse*, de ce que M. le Dr Guéneau de
Mussy a appelé l'*herpétisme utérin*, l'usage combiné
des Eaux de Brides et des Eaux de Salins, sera très
utile, car, bien que nos eaux ne soient pas sulfureuses, elles agiront néanmoins avec succès, les Eaux
de Brides par leur action purgative et dépurative, et
les eaux de Salins par leur riche minéralisation en
sels arsénicaux qui constituent un des principaux
remèdes de la *dartre*.

Quant à l'*arthritisme* qui vient parfois compliquer
les affections utérines, comme le prétendent quelques
auteurs modernes, c'est aux eaux *alcalines* en général
qu'on s'adresse pour le combattre. Néanmoins, s'il
est établi, comme le prétend le Dr A. Tripier, que
certaines phénomènes morbides tels que la *dys-*
pepsie, la *tendance* à l'*obésité*, la *lithiase biliaire*,

les *hémorrhoïdes* [1] ont une origine *arthritique*, je revendiquerai pour les Eaux de Brides leur part d'efficacité dans ces accidents qui sont en effet justiciables de nos eaux. D'un autre côté, les Eaux de Salins-Moûtiers qui sont hyperthermales et très *lithinées* ne pourraient-elles pas être utilisées avec avantage dans les affections entâchées d'arthritis? L'expérience est déjà venue, dans certains cas, confirmer ces données de l'induction que j'ai émises dans un travail précédent. Nos Eaux peuvent donc être employées avec fruit contre les manifestations utérines dépendant de l'*arthritisme*, quoiqu'elle n'aient pas de spécialité réelle contre cette espèce de diathèse.

---

[1] *Guide du médecin praticien pour le traitement des maladies utérines,* par le Dr Verrier, Paris 1876, page 270.

III

Phlegmasies chroniques du tissu cellulaire pelvien, du péritoine, des ovaires. — Exsudations plastiques. — Phlegmasia alba dolens. — Déplacements utérins. — Paraplégie utérine.

Nous dirons avec le Dr Desnos que l'inflammation du tissu cellulaire péri-utérin et la pelvi-péritonite se confondent pour le médecin hydrologue, lorsqu'elles sont arrivées au degré de chronicité nécessaire, pour que la médication thermale leur soit applicable. Les indications sont ici à peu près les mêmes que dans la métrite chronique. Les *phlegmasies péri-utérines chroniques*, les *engorgements péri-utérins*, les *ovarites chroniques*, réclament les même eaux que la métrite qui nous a servi de type, à condition toutefois, que l'inflammation soit bien passée à l'état chronique, et que l'on n'ait plus à redouter des exacerbations, des retours à un état même sub-aigu. Si ces affections se compliquent d'une grande irritabilité soit locale, soit générale, on préférera l'usage des Eaux de Brides qui sont très douces, et on ne leur adjoindra le traitement de Salins que dans les cas d'atonie, de torpeur, et surtout lorsqu'il y a de la chloro-anémie ou de la scrofule à combattre comme état général. La médication est la même pour amener

la résolution des *produits plastiques,* des *exsuda-*
tions fibrineuses que l'on constate souvent à la suite
de l'hématocèle péri-utérine et des phlegmons péri-
utérins; c'est alors que les Eaux de Salins-Moûtiers
développent leur puissante action *résolutive* et font
disparaitre les épanchements et les concrétions organiques rebelles à l'absorption. D'après le Dr Nonat [1]
les eaux minérales, dans ces maladies, ne seraient
que palliatives et ne serviraient qu'à combattre l'état
nerveux, la chloro-anémie et à réparer les forces. Je
crois au contraire, avec d'autres éminents gynécolo-
gistes, MM. les Drs Bernutz, Gallard, Bouchacourt,
Siredey et Courty, que les Eaux minérales, et
entr'autres, selon moi, les Eaux de Brides et de
Salins, ont par elles-même, dans ces cas, en même
temps qu'une action tonique, excitante, reconstituante
ou sédative, suivant leur nature ou la manière de les
administrer, une action essentiellement *résolutive.*
C'était aussi l'opinion du regretté Dr Campbell qui
appréciait beaucoup nos Eaux, et les conseillait
souvent avec succès dans les affections péri-utérines
chroniques.

La *phlegmasia alba dolens* passe souvent à l'état
chronique, et alors un gonflement notable persiste
longtemps dans le membre qui en est affecté. Cette

---

[1] *Traité pratique des maladies de l'utérus,* Paris 1860, pages 310 et 311.

affection génante qui intéresse non-seulement les veines profondes, mais le tissu cellulaire, la peau et le système lymphatique du membre malade sera traitée par la même médication minéro-thermale que la métrite qu'elle accompagne souvent ; on utilisera surtout les propriétés éminemment résolutives de nos Eaux de Salins pour produire la résorption des produits épanchés ainsi que la résolution de la phleg-masie.

Il en est de même pour les *déplacements de la matrice,* principalement le *prolapsus utérin,* affec-tions souvent liées à l'engorgement de l'organe ; nos Eaux de Brides et de Salins leur seront utilement appliquées, les unes pour agir contre la congestion chronique, l'engorgement et toutes les causes d'aug-mentation de poids de l'utérus, et les autres pour combattre l'affaiblissement des tissus, le relâchement des ligaments, et le défaut de ton des parties molles en rapport avec la matrice ou de l'organisme tout entier.

Quant à la *paraplégie utérine,* c'est-à-dire dépen-dant de l'engorgement, de l'inflammation ou d'une lésion quelconque de la matrice ou de ses annexes, on la combattra aussi victorieusement par nos Eaux en faisant disparaître la cause qui l'a produite soit par les Eaux de Brides qui agiront par la médication purgative et révulsive, soit par les eaux *reconsti-*

tuantes et *résolutives* de Salins qui amèneront la résorption des produits épanchés qui tiennent sous leur dépendance la compression et les altérations des nerfs, et rétabliront la contractilité musculaire plus ou moins affaiblie.

IV

Fibrômes, myômes utérins.

La guérison des tumeurs fibreuses de l'utérus par leur résorption est chose possible. Le Dr Guéniot a lu à l'Académie de médecine, le 12 mars 1872, un mémoire sur ce sujet, et plusieurs auteurs parmi lesquels je me plais a citer Dépaul et Béhier ont rapporté de semblables guérisons ; le traitement se compose d'un ensemble de moyens médicaux désigné par M. Cruveiller sous le nom de traitement *atrophique* des fibroïdes de l'utérus ; il a pour but de favoriser la résolution des hyperplasies conjonctives qui enveloppent le fibrôme, de provoquer en un mot la diminution et la disparition de la tumeur. Parmi ces moyens, un des plus puissants consiste dans l'emploi de certaines Eaux minérales ; ainsi on a

conseillé, dans ce genre d'affections, les eaux minérales allemandes de Kreusnack, et en général les
Eaux chlorurées sodiques fortes. Le Dr Coustalé de
Larroque, médecin aux Eaux de Salies de Bearn, cite
l'observation d'une dame atteinte de tumeur fibreuse
de l'utérus, et dont l'état fut beaucoup plus amélioré
à Salies qu'a Kreusnack où elle se rendait précédem-
ment. Je viens, à mon tour, revendiquer pour
nos Eaux thermales de Salins-Moûtiers, la même
puissance d'action, si elle n'est pas supérieure, dans
le traitement des fibrômes utérins. Ma dernière
brochure sur Salins (1877) contient deux observations
remarquables de tumeurs fibreuses utérines traitées
par nos Eaux; depuis lors, il m'a été donné d'en
observer trois nouveaux cas qui ne sont pas moins
intéressants que les premiers ; la guérison n'a pas été
complète dans aucun cas, mais l'amélioration obtenue
a été si grande qu'elle équivaut presque à une
guérison, guérison que je ne désespère pas d'obtenir
définitivement par le moyen de nouvelles cures
thermales continuées successivement pendant un
certain nombre d'années, au moins jusqu'à l'époque
de la ménopause. Comment peut-on expliquer l'action
favorable de nos Eaux dans ces affections si rebelles
à la thérapeutique ordinaire ?

On n'a pas oublié que nos Eaux de mer thermales
de Salins jouissent d'une température de 35" à 36°

centigrades, qu'elles contiennent près de 11 grammes
de chlorure de sodium, outre les autres sels, et
qu'elles renferment une quantité considérable de gaz
acide carbonique. Ces eaux ont une action *excitante*,
stimulante qui les rend éminemment *résolutives;*
en effet en activant la circulation générale, et surtout
la circulation cutanée, les échanges organiques sont
plus multipliés, les mouvements d'assimilation et de
dénutrition sont plus rapides, et les produits plastiques
morbides sont entrainés plus facilement dans le
torrent circulatoire, pour être ensuite éliminés par les
diverses voies excrétoires.

Ne pourrait-on pas, aussi, pour expliquer les bons
effets de nos Eaux dans cette maladie, invoquer
l'espèce de *révulsion* ou plutôt de *contre-fluxion*
produite sur la surface cutanée par nos eaux, aux
dépens des viscères internes dont on diminuerait
ainsi l'engorgement et la tendance à la prolifération ?
Ou bien, est-ce simplement l'*irritation* des fibroïdes
par l'action des eaux minérales qui est la cause des
résultats favorables ? Cette dernière opinion est celle
du Dr Desnos. On sait, dit-il « que sous l'influence
« d'un processus irritatif le tissu des corps fibreux peut
« subir une dégénérescence régressive granulo-grais-
« seuse, et qu'arrivé à cet état, il peut être résorbé.
« C'est ainsi que, par le fait du mouvement congestif
« qui s'opère vers la matrice pendant la gestation,

« on peut voir des fibrômes qui subissent après
« l'accouchement un travail d'absorption qui les fait
« disparaître, ou diminue considérablement leur
« volume [1].

Le Dr Verrier dit également que le travail d'involution utérine après l'accouchement, s'accomplit
par l'altération graisseuse des fibres musculaires
développées pendant la grossesse, et que la même
dégénérescence graisseuse qui s'observe dans le tissu
des muscles paralysés leur fait perdre le plus souvent
une portion considérable de leur volume [2].

Quoiqu'il en soit, il est un fait acquis que nos Eaux
de Salins-Moûtiers produisent d'excellents résultats
dans le traitement des tumeurs fibreuses de l'utérus ;
en effet, au bout de quelques jours d'usage des eaux,
on voit l'état général s'améliorer très sensiblement, les
hémorrhagies diminuer de fréquence, la constipation
devenir moins opiniâtre, et la tumeur s'amoindrir
considérablement. Quelques auteurs redoutent l'emploi des Eaux chlorurées sodiques fortes dans cette
affection, parce que, d'après eux, la congestion
qu'elles provoquent vers la matrice peut ramener des
hémorrhagies ; or, dans aucun des cas qui ont été

---

[1] *Annales de gynécologie*. page 45.
[2] *Guide du médecin praticien pour la diagnostic et le traitement des maladies utérines*, page 440.

4

soumis à mon observation, je n'ai vu survenir cet accident, ce que j'attribue d'ailleurs en partie au traitement mixte par la boisson de l'Eau de Brides et par les bains de Salins, qu'ont suivi les personnes affectées de fibrômes utérins.

V

Stérilite.

La *stérilité* qui est une imperfection commune aux deux sexes, tient à une multitude de causes dont quelques unes sont peu accessibles généralement aux secours de l'art; mais il en est d'autres dont la médecine peut triompher, surtout avec le concours de certaines eaux minérales. S'il est ridicule, disait le professeur Gubler d'attacher à une source quelconque la vertu prolifique essentielle, il ne serait pas moins injuste de refuser absolument aux eaux médicales naturelles le pouvoir de remédier à certaines des causes d'où dépend la stérilité. Nous n'avons pas la prétention de posséder soit à Brides soit à Salins une *bubenquelle infaillible* pour tous les cas de stérilité ; ce qui serait simplement absurde, car un moyen unique ne saurait convenir aux cas les plus variés et les plus disparates ; néanmoins, parmi ces cas, il y en a un certain nombre qui rentrent dans le champ d'action de nos eaux minérales ; voici les principaux chez les femmes : 1° la *faiblesse générale*, la *chloro-anémie* ; 2° certaines maladies de l'utérus, telles que l'*inertie* et l'*atonie du système génital*, la *métrite chronique*, le *catarrhe* de la matrice, la *leucorrhée* ; 3° la *polysarcie* ou l'*obésité*.

Lorsque la stérilité dépendra d'une de ces causes, on pourra espérer un heureux résultat de nos Eaux ; ainsi l'action souverainement *reconstituante* et *résolutive* des Eaux de Salins sera mise à profit, souvent avec succès, contre la stérilité qui est sous la dépendance de l'anémie, de l'anervie, de la faiblesse de constitution ou de certaines affections utérines qui, comme nous l'avons vu plus haut, sont elles mêmes guéries par ces eaux. D'autre part, nous avons vu, plusieurs fois, la stérilité liée à une altération des fonctions de la nutrition, de la digestion par exemple, cesser après l'usage des Eaux de Brides. Il en est de même dans la *polysarcie* ou *obésité* qui souvent est un obstacle à la fécondation ; les eaux purgatives de Brides dont on connaît l'efficacité contre cette indisposition, en faisant disparaitre la surcharge graisseuse, la graisse, qui, en définitive, est un produit inférieur de l'organisme, mettent celui-ci dans de meilleures conditions de force, de plasticité, de circulation, et en activent les fonctions physiologiques, de manière que le retour de la fécondité a pu être souvent la conséquence du traitement rationnel de l'obésité, comme il se pratique à Brides. Telles sont les principales affections qui traitées par nos Eaux permettront souvent à bien des femmes d'obtenir la réalisation de leurs plus vifs désirs, en goûtant les douces joies de la maternité.

OBSERVATIONS.

I. Mlle B... de H. Rhône, 18 ans, d'un tempérament lymphatique, est chloro-anémique ; il y a chez elle, aménorrhée, palpitations, bruit de souffle au 1er temps, anorexie complète, grande faiblesse, tristesse, crises d'anéantissement. Cet état dure depuis plusieurs mois. Prescription : Boisson de l'eau de Salins à dose tonique, bains de Salins tous les jours. Après 10 bains, nous prescrivons concurremment des douches à frictions générales. Au bout de 25 jours de traitement, Mlle B... a repris des couleurs, elle mange mieux, elle peut faire de longues promenades sans fatigue : les palpitations ont cessé, et la gaîté est revenue. Mlle B... part guérie, de nos eaux.

II. Mlle S... 22 ans, tempérament lymphatique, souffre depuis une année de chloro-anémie et de dysménorrhée ; elle est essoufflée au moindre mouvement ; elle a un teint de cire, point d'appétit, de la constipation, de l'hypochondrie et une grande faiblesse. Prescription : boisson de l'eau de Brides à dose tonique, douches ascendantes rectales de Brides, bains et douches générales à Salins. Après 26 jours de traitement, cette jeune fille complètement transformée part avec ses parents tout heureux de sa guérison.

III. Six mois après des couches très pénibles Mme M... d'Annecy, 38 ans, tempérament sanguin, est atteinte d'une métrite chronique dont elle ne peut se débarrasser. Le ventre est volumineux et douloureux, elle a des métrorrhagies plusieurs fois par mois, ainsi que des pertes blanches, le teint est jaunâtre,

anémié; la malade a une constipation opiniâtre et un profond
degout pour les aliments — grande faiblesse et marche difficile. — Prescription : Boisson de l'eau de Brides à dose purgative d'abord et ensuite à dose tonique ; bains tous les jours ;
douches ascendantes et injections tous les deux jours. Après
21 jours de traitement, Mme M... va beaucoup mieux ; le ventre
est revenu à l'état normal, les hémorrhagies et les pertes blanches ont presque disparu ; il n'y a plus de constipation et l'appétit est revenu ainsi que les forces. Nous savons que cette
dame rentrée chez elle a été, quelque temps après, entièrement
rétablie.

IV. Mme C... de Chambéry, d'un tempérament lymphatique,
34 ans, a eu un enfant.—Depuis lors, elle est affectée d'un engorgement du col utérin avec une légère rétroversion—Dyspepsie
— constipation, difficulté de marcher — nervosisme — menstruation pénible.—Prescription : Boisson d'eau de Brides à dose
purgative. Douches ascendantes tous les 2 jours. Bains de
Salins tous les jours. Grande amélioration au bout de 25 jours
de traitement. Mme part très satisfaite de sa cure.

V. Mme de T... de Lyon tempérament lymphatique, âgée de
33 ans, est convalescente d'une affection utérine grave, engorgement et fongosité du col—il reste de la constipation, des maux
de reins et une grande faiblesse. — Prescription : Boisson d'eau
de Brides à dose purgative, douches ascendantes tous les 2 jours,
bains de Salins tous les jours. Après 25 jours de ce traitement
Mme de T... se sent beaucoup plus forte et part complètement
guérie.

VI. Mme J... de Lyon, tempérament sanguin, 48 ans, est à
son âge critique; elle éprouve des hémorrhagies utérines abondantes plusieurs fois par mois, avec des douleurs utérines—
sueurs profuses, vapeurs, difficulté de marcher, insomnie et

anorexie — grande lassitude — Prescription : Boisson d'eau de
Brides à dose purgative—Bains de Brides tous les jours —douches ascendantes rectales 3 fois par semaine. Après 3 semaines
de traitement, Mme J... se sent beaucoup mieux ; les fonctions digestives se sont rétablies ; les sueurs et les vapeurs ont
presque disparu, et Mme part très contente de son séjour à Brides. Nous avons appris depuis que Mme s'est rétablie complètement 2 à 3 mois après.

VII. Mme D... de Lyon, 33 ans, d'un tempérament lymphatique
et nerveux, est atteinte depuis 3 ans d'un engorgement passif
de l'utérus, avec leucorrhée, et relâchement des ligaments
ronds et larges — anémie — nervosisme — douleurs hypogas-
triques — constipation — stérilité. — Prescription : Boisson de
l'eau de Brides à dose purgative, douches ascendantes rectales
tous les 2 jours, bains de Salins tous les jours. Après un traitement de 25 jours, Mme D... va beaucoup mieux ; la leucorrhée,
a beaucoup diminué ainsi que les douleurs ; elle se sent plus
forte et peut faire de longues marches sans fatigue ; l'état général est excellent. Madame part très contente et 1 an après
elle nous fait part de la naissance d'un bel enfant.

VIII. Mme la baronne de X... (Autriche), âgée de 43 ans, tempérament lymphatique, est atteinte depuis 3 à 4 ans de tumeurs
ovariques avec métrorrhagies abondandes et leucorrhée. Anémie profonde. Faiblesse extrême. — Prescription : Boisson d'eau
de Brides à dose tonique — bains de Salins tous les deux jours.
La cure dure 40 jours, ave une intervalle de repos de 8 jours.
L'état général est considérablement amélioré ; les pertes ont
aussi bien diminué ; l'appétit est revenu, les forces aussi ; et
Mme la baronne part très contente de son {traitement. Cette
dame est revenue l'année suivante faire une 2e cure, s'étant
bien trouvée de la première.

IX. Mme G... de S. (Savoie) 50 ans, tempérament sanguin,
est à son âge critique ; elle souffre d'une douleur sourde
à l'hypochondre droit — il y a ovarite chronique — le
teint est jaunâtre — constipation, sueurs profuses, règles
arrêtées depuis dix mois — Prescription : Boisson d'eau de
Brides à dose purgative — douches ascendantes tous les jours
— bains de Brides tous les 2 jours. Au bout de 21 jours. Mme
G... part avec une amélioration considérable qui s'est maintenue.

X. Mme B... de J. près Genève, 31 ans, lymphatique, n'a point
d'enfants — 6 ans de mariage — elle souffre de maux de reins,
de leucorrhée, de nervosisme, de constipation et de dyspepsie ;
il y a un simple engorgement du col utérin. — Prescription :
Boisson d'eau Brides à dose purgative — douches ascendantes
tous les 2 jours — Bains de Brides tous les jours. Après 25
jours de cure Mme B... part de Brides dans un état d'amélioration remarquable ; elle ne souffre plus des reins ; les pertes
blanches ont disparu, les forces sont revenues avec l'appétit;
quelques mois après le traitement, est survenue une grossesse
qui s'est terminée heureusement.

XI. Mme la comtesse G... d'Italie, est une jeune femme lymphatique. âgée de 27 ans, mariée depuis 5 ans et sans enfants. Elle
est dyspeptique; ses digestions sont lentes et difficiles — Anémie—menstruation insuffisante. — Prescription : Boisson d'eau
de Brides à dose tonique d'abord, puis à dose laxative. Douches ascendantes tous les jours — bains tous les jours. Au
bout de 25 jours de traitement, la dyspepsie a presque disparu
les règles qui ont été avancées ont été plus abondantes : en un
mot, l'organisme tout entier ressent une influence salutaire de
l'usage de nos eaux et Mme G... part avec son mari à la fin
d'août 1863. L'année suivante, cette dame nous a écrit pour

nous faire part de la naissance d'un fils et de sa reconnais-
sance éternelle pour les eaux de Brides.

XII. Mme L... de Grenoble, âgée de 30 ans, tempérament lymphatique, est atteinte depuis quelque temps d'un engorgement
passif de l'utérus, se traduisant par un sentiment de plénitude
dans le bassin, par des maux de reins, des métrorrhagies, de la
dyspepsie, de la leucorrhée, de la constipation, de la difficulté
de marcher, etc. Il y a relâchement du col utérin — Prescription: Boisson d'eau de Brides à dose purgative—douches ascendantes et bains de Salins tous les jours. Injections dans le
bain.—Après 25 jours de traitement, Mme L... se sent beaucoup
mieux ; elle est plus légère et plus forte et part avec le regret
de ne pouvoir rester plus longtemps — L'amélioration s'est
maintenue.

XIII. Mme H... de l'Amérique du Sud 27 ans, tempérament
nerveux — anémique ; nous est adressée par le professeur
Gubler. — A la suite de couches, engorgement du ligament
large droit, léger engorgement du col utérin, glandes douloureuse à l'aine droite, hydartrose du genou gauche, augmenta-
tion de volume de la jambe gauche, marche difficile et amenant
une grande fatigue, menstruation régulière. — Prescription :
un verre à Bordeaux d'eau de Salins et un bain de piscine
tous les jours. — Après 25 bains, Mme H... marche beaucoup mieux et sans peine ; l'hydartrose est dissipée et la
jambe gauche a repris son volume naturel. Mme H... part très
satisfaite, après une cure de 35 jours ; elle est revenue l'année
suivante complètement rétablie ; cette seconde cure a été sui-
vie d'une nouvelle grossesse qui s'est heureusement terminée.

XIV. Mme S... de Grenoble, 47 ans, tempérament bilioso-ner-
veux, est atteinte de tumeurs fibreuses de l'utérus, et nous est
adressée par le professeur Bouchacourt de Lyon. Elle est dans
l'état suivant : anémie profonde à la suite de métrorrhagies ré-

pétées qu'éprouve la malade ; nervosisme extraordinaire ; crises
d'étouffements faisant craindre une mort imminente ; sensation
de pesanteur hypogastrigue ; ballonnement du ventre ; douleurs
profondes dans le bas-ventre, écoulement glaireux, constipation,
inappétence ; faiblesse extrême.—D'aboro boisson d'eau de Brides à dose tonique—douches ascendantes, au bout de 8 jours,
puis boisson à dose laxative, et un bain de Brides tous les 2
jours. Après un mois de traitement, Mme S... a le teint plus co-
loré, elle peut aller elle-même à la Source sans fatigue, ce
quelle n'aurait pas pu faire au commencement ; l'écoulement
glaireux a cessé, et les hémorrhagies ont beaucoup diminué,
en un mot l'amélioration est considérable. Cette amélioration
dure l'hiver suivant et l'été après, Mme S... revient à Brides
pour faire une nouvelle cure qui lui réussit également bien. Depuis lors Mme S... que nous avons eu le plaisir de voir plusieurs fois, est allé de mieux en mieux, et son état actuel est
aussi satisfaisant que possible.

XV. Mme G... de Saône-et-Loire 37 ans, tempérament lymphatique. Après plusieurs grossesses, apparition d'un fibrôme utérin
gros comme une grosse pomme du côté droit ; légère douleur
à la palpation, constipation opiniâtre ; menstruation exagérée,
anémie profonde. — Prescription : Boisson d'eau de Brides à
dose laxative et bains de Salins tous les jours. Après un mois de
traitement interrompu seulement pendant une période mens-
truelle, il y a une amélioration très considérable ; la tumeur a
beaucoup diminué de volume, l'état général est excellent.
Mme G... part très satisfaite et reconnaissante pour nos eaux, elle
est revenue l'année dernière faire une nouvelle cure qui lui a
également été très profitable.

XVI Mme M..., américaine, lymphatique 25 ans, nous est
adressée par le Dr Campbell ; elle est atteinte d'un catarrhe
utéro-cervical chronique avec des métrorrhagies abondantes à

la suite d'une fausse couche. Anémie prononcée, constipation — les pertes forcent la malade à rester couchée une grande partie du mois. Prescription: Un verre d'eau de Salins tous les matins à jeûn ; bains de Salins tous les jours, et injections dans le bain avec un tube de Wickam. Après 20 jours, interruption du traitement à cause de l'arrivée de la menstruation qui est beaucoup moins abondante qu'à l'ordinaire. Après avoir pris 30 bains, Mᵐᵉ M... beaucoup plus forte part très contente de Salins et du résultat de sa cure ; nous avons appris l'année suivante, 1876, que Mᵐᵉ allait très bien.

XVII. Mᵐᵉ G... de Marseille, 25 ans, tempérament lymphatique, à la suite de plusieurs fausse couches est atteinte d'un catarrhe utérin chronique. Leucorrhée persistante, maux de reins, constipation, inappétence complète, anémie, tels sont les principaux symptômes de son état. -- Prescription : Boisson de l'eau de Brides à dose laxative, et bains de Salins tous les jours. Après 25 jours de cure, Mᵐᵉ G.. se trouve beaucoup mieux, ne souffre plus des reins, a très bon appétit, se sent plus forte et part très contente. Nous savons que cette grande amélioration s'est maintenue.

XVIII. Mᵐᵉ F... de Paris, 46 ans, tempérament lymphatique, a une tumeur probablement fibreuse dans le ligament large à gauche. — Anémie, constipation, douleurs sourdes et en correspondance de la tumeur, grande difficulté de marcher, inappétence voilà les symptômes qu'elle accuse. Prescription : Boisson d'eau de Brides à dose purgative, douches ascendantes de Brides tous les jours, bains de Salins alternés avec ceux de Brides; au bout de trois semaines de traitement, Mᵐᵉ F... se sent beaucoup mieux, mange avec appétit et peut faire de petites promenades sans fatigue ; la tumeur a beaucoup diminué de volume, et l'état général est meilleur. Cette amélioration a persisté.

XIX. Mme B... de Paris, 40 ans, tempérament lymphatique,
nous est adressée par le Dr Campbell pour des congestions utérines presque périodiques avec des exsudats péri-utérins pro-
bables, cette dame vient d'avoir une hypertrophie cervicale avec
ulcérations qui ont obligé l'emploi du fer rouge. Il y a une
constipation opiniâtre, et une extrême susceptibilité nerveuse ;
la marche est difficile, le ventre est ballonné et souvent douloureux — leucorrhée—métrorrhagies. -- Prescription : Boisson
d'eau de Brides à dose purgative, bains de Brides tous les jours
pour commencer le traitement. Après 15 bains de Brides, Mme
B... prend 25 bains de Salins. A son départ, Mme B... est beaucoup mieux ; il y a une amélioration locale remarquable. Mme
marche plus facilement, le ventre est plus souple et n'est plus
douloureux, la leucorrhée a diminué et l'état général est bien
meilleur. Nous avons appris avec plaisir que cette amélioration
a persisté.

XX. Mme H... de C. en Savoie, 39 ans, tempérament lymphatique, a eu plusieurs enfants. Elle souffre d'une métrite
chronique avec abaissement, ballonnement du ventre, leucorrhée abondante, constipation opiniâtre, et état gastro-bilieux.
— Prescription : Boisson de l'eau de Brides à dose purgative —
bains de Brides d'abord, puis bains de Salins. Mme H... est
obligée de partir au bout de 15 jours de traitement ; néanmoins
il y a une grande amélioration dans son état ; je l'ai revue depuis, elle se trouve bien et se considère comme guérie.

XXI. Mme D... de Genève,, 33 ans, lymphatique a eu plusieurs enfants ; elle est atteinte d'engorgement du col utérin,
avec pertes blanches, maux de reins, constipation, nervosisme
et grande difficulté de marcher. Prescription : Boisson de l'eau
de Brides à dose laxative — bains de Salins tous les jours —
douches générales de Salins à la fin du traitement. Mme D...

après trois semaines de cure, part dans un état très satisfaisant ;
elle est plus forte, marche mieux et ses fatigues utérines ont
beaucoup diminué.

XXII. Mme J. de N. Rhône 40 ans, tempérament nervoso-bilieux,
a eu plusieurs enfants. Elle est maintenant affectée d'une ovarite chronique avec névralgie utérine. Règles très abondantes
et avançant toujours, constipation grande difficulté de marcher.
Anémie.—Prescription : Boisson d'eau de Brides à dose laxative
bains de Salins tous les jours. Après 25 jours de traitement.
Mme J... est beaucoup mieux elle souffre beaucoup moins du
ventre, peut marcher plus facilement et se sent beaucoup plus
forte. La menstruation survenue pendant la cure a été beaucoup moins abondante et a été très retardée. Cette dame part
très contente de son traitement.

XXIII. Mme C... de B. département de l'Ain, 31 ans, tempérament lymphatique est affecté depuis six mois d'une *phlegmasia alba dolens* à la jambe droite, survenue à la suite de
couches. Le membre est encore tuméfié et douloureux ; il y a
anorexie, constipation. Prescription de l'eau de Brides à dose
purgative, et bain de Salins tous les jours. Au bout de 25 jours
de traitement, Mme C... va beaucoup mieux et peut faire de
longues marches ; elle part presque guérie. Nous savons que la
guérison complète eu lieu quelque temps après.

XXIV. Mme B .. du Midi, 40 ans, tempérament bilieux, est
atteinte depuis une sixaine d'années, d'une tumeur fibreuse à
l'utérus ; cette tumeur a le volume de la tête d'un fœtus à
terme — Métrorrhagies abondantes, constipation — grande faiblesse — pas d'enfants. Prescription : Boisson de l'eau de Brides à dose légèrement purgative, bains de Salins tous les jours.
Au bout de 20 bains, Mme B... se sent beaucoup mieux ; elle est
plus forte ; les selles sont devenues régulières ; je lui fais sus-

pendre son traitement à cause de l'arrivée de la menstruation qui est moins abondante qu'à l'ordinaire. Dix jours après elle reprend son traitement qui se compose de 40 bains. A son départ Mme B... se considère comme presque guérie ; la tumeur de beaucoup diminuée n'a plus que le volume d'une grosse orange ; l'état général est considérablement amélioré. Nous avons revue cette dame l'année suivante, à Salins où elle est venue faire une nouvelle cure qui lui a réussi aussi bien que la première, sans toutefois que la tumeur ait complètement disparu.

XXV Mme D. de B., Savoie, 35 ans, faible et lymphatique a eu 3 enfants ; à la suite de son 3me accouchement, il se produit chez cette femme qui était atteinte d'un prolapsus utérin habituel, une inversion utérine presque complète ; son état est grave pendant plusieurs jours. Après son rétablissement qui fut long à obtenir, je lui conseille quelques bains de Salins pour tonifier son état général et local. Ce traitement lui réussit très bien ; le prolapsus de la matrice a presque entièrement disparu à la fin de la cure ; une nouvelle grossesse survenue plus tard se termine quelques mois après sans aucun accident.

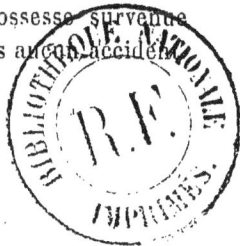

Itinéraire de Brides et de Salins-Moûtiers (Savoie).

Chemin de fer Paris-Lyon-Méditerrannée
Section du Mont-Cenis

S'arrêter à la station d'Albertville où l'on trouve des omnibus et des voitures qui correspondent à tous les trains et conduisent rapidement les Baigneurs à Salins-Moûtiers et à Brides-les-Bains,

Moûtiers. — Imprimerie Cane Sœurs, succ. de Marc Cane.

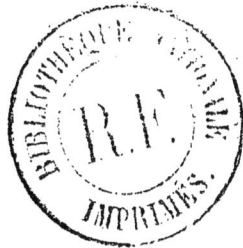

160

www.ingramcontent.com/pod-product-compliance
Lightning Source LLC
Chambersburg PA
CBHW070820210326
41520CB00011B/2045